EL ARTE DE CUIDAR LA SALUD

Alfonso López Quintás

ISBN: 9781671854918

CONTENIDO

INTRODUCCIÓN

La buena salud implica un *estado de plenitud* de la persona. En tal estado, el ser que hemos recibido se convierte para nosotros en una fuente constante de posibilidades de todo orden, a base de las cuales tejemos la trama de nuestra vida y de la vida comunitaria en que nos hallamos insertos.

La salud constituye, por tanto, un gran valor, pues consideramos como valioso cuanto nos ayuda a desarrollarnos plenamente. Ahora bien, los valores no sólo existen; *se hacen valer*; piden ser realizados. No se *imponen* coactivamente, pero nos hacen ver su carácter *imponente*. En consecuencia, cuidar la salud –vista como un valor relevante– no es un capricho de personas preocupadas egoístamente por su propio bienestar. Es una tarea rigurosamente *comunitaria* por dos razones básicas:

1. Al poner las condiciones para hallarnos en buena forma, rendimos un homenaje de gratitud a nuestros padres, que, de manera generosa y sacrificada, nos llamaron a la existencia y nos invitaron a compartir la vida de forma plena.

2. Al lograr la debida armonía en nuestra vida corpórea, psíquica y espiritual, nos hallamos bien dispuestos para crear formas de convivencia satisfactorias, es decir, modos auténticos de vida comunitaria, que son decisivos para nuestro pleno desarrollo como personas. (Recordemos que las *personas* crecemos *comunitariamente*, así como los meros *individuos* se desarrollan *colectivamente*). Con frecuencia, los desarreglos del carácter proceden de un estado de salud quebradizo, que disminuye la autoestima e insta a replegarse sobre uno mismo, con grave quebranto de las relaciones de comunicación cordial y de colaboración.

Todos sabemos por experiencia que la salud es un bien admirable, pero apenas hay quien la cuide de forma suficiente. Cada día se habla más de la *medicina preventiva*; sin embargo, estamos lejos de haber puesto las bases de una auténtica *educación para la salud*, que no tiende sólo a prevenir enfermedades, sino a mantenernos en buena forma y sentir la alegría que suscita toda actividad realizada con energía y satisfacción.

La desproporción entre la estima que tenemos de la salud y la atención que le prestamos se debe a causas diversas: exceso de ocupaciones, poca facilidad para tomar ciertas medidas, desgana o despreocupación, desconocimiento de las normas básicas de la Dietética... Para ayudarnos a colmar esta laguna, diversos médicos y dietistas han estudiado cuidadosamente las condiciones de una vida sana y nos proponen "un nuevo arte de vivir". La base de este arte es el ajuste de nuestra vida a los órdenes naturales. "*La vida se extrae de la vida"*, solía decir el gran médico naturista Dr. Max Bircher-Benner[1].

En la línea de estos beneméritos investigadores, intento en este trabajo algo muy sencillo, pero, tal vez, decisivo para más de un lector: resaltar la importancia de cuidar las tres formas de salud –la fisiológica, la psíquica y la espiritual– y, por lo que toca a la primera, exponer de forma clara y concisa algunas normas dietéticas que son fáciles de cumplir y gratifican nuestro esfuerzo al ciento por uno. Al asumir dichas normas, estamos decidiendo en buena medida nuestra calidad de vida presente y futura, así como el bienestar y la felicidad de quienes nos rodean.

Si nos cuidamos a tiempo, podemos evitar no pocas enfermedades e insuficiencias amargas. Preocuparse de la salud no significa, pues, una fijación morbosa en el propio yo; obedece, más bien, al afán de tener a punto nuestras capacidades para mejor servir a la comunidad en que vivimos. En definitiva, es una actitud inspirada por el *ideal de la unidad* o del *encuentro*[2]. Cuando descubrimos que el valor más elevado de nuestra vida, el que ensambla y sostiene a todos los demás como una clave de bóveda, es el encuentro entre personas –bien entendido y bien realizado–, caemos en la cuenta de que somos verdaderamente libres cuando no elegimos una acción u otra para saciar nuestras apetencias, sino para mejor realizar el ideal de crear con

---

[1] Cf. R. Kunz-Bircher: *Guía de la salud natural Bircher. Para vivir mejor*, Martínez Roca, Barcelona 1986, p. 61.

[2] Cómo descubrimos este ideal, qué implica y cuál es su fecundidad para nuestra vida lo explico ampliamente en mi libro *El secreto de una vida lograda,* Palabra, Madrid 2004.

el entorno las formas más elevadas de unidad. Al orientar, así, nuestra vida hacia el ideal, colmamos nuestra vida de sentido.

Si tenemos libertad interior para dar a nuestra vida la orientación justa y, derivadamente, su pleno sentido, estamos preparados para abordar con buen ánimo los sacrificios que implica cuidar debidamente la salud. "Quien tiene un *por qué* para vivir puede soportar casi cualquier *cómo*", escribió Friedrich Nietzsche. Nuestra meta en la vida –el porqué de nuestra existencia– consiste en ser útiles a los demás, procurar su bienestar y felicidad, desarrollar nuestra personalidad creando auténtica vida comunitaria. Para ello debemos contar con esa fuente de posibilidades creativas que es una buena salud, una aceptable calidad de vida.

***

La cuestión de cuidar la salud no es, pues, un tema menor, ya que tiene implicaciones éticas de gran envergadura. Insistamos en que se trata de cuidar no sólo la salud física, sino también la mental o psíquica y la espiritual. Actualmente, eminentes especialistas de medicina general y de psiquiatría lo destacan en escritos muy sólidos. Piénsese, como ejemplo bien conocido, en la amplia obra científica del psiquiatra vienés Viktor Frankl, fundador de la *Logoterapia*[3].

[3] Son especialmente significativas estas obras suyas: *El hombre en busca de sentido*, Herder, Barcelona, 1995; *La voluntad de sentido,* Herder, Barcelona 1991; *Psicoanálisis y existencialismo,* Fondo de cultura económica, México 1987.

Vista en sus tres dimensiones antedichas, la salud no es un don que se nos haya concedido para disfrutarlo privadamente; afecta también al bienestar de los demás. Cuando nos hallamos bien, llenos de vitalidad y fuerza, dispuestos a configurar proyectos y realizarlos, solemos estar de buen humor, irradiar optimismo, transmitir ganas de vivir a quienes nos rodean. Si nos encontramos faltos de la energía necesaria para abordar la vida diaria con buen ánimo, no contribuimos a crear un clima de comunidad animoso, dispuesto a tomar iniciativas positivas, propicio para generar vida personal, que es vida de interrelación creativa. En caso de que nuestra salud se quiebre totalmente y nos veamos abatidos por una enfermedad grave, nos convertimos en una carga para los demás.

Hallarse en estado de menesterosidad no constituye, si bien lo miramos, una maldición, en el sentido de una desgracia sin paliativos. Ciertamente, supone una gran prueba, que humilla nuestra posible prepotencia y nos invita a la sencillez. Al dejarnos desvalidos, crea ocasiones propicias para que nuestros allegados ejerciten la virtud de la piedad, y nosotros la del agradecimiento.

Una valoración menos positiva merece la enfermedad que nosotros mismos hemos provocado con una conducta desarreglada en cuanto al cuidado de las tres formas de salud. Estamos ante un estropicio injustificable, una falta imperdonable de aprecio a uno de los mayores dones que hemos recibido del Creador y de nuestros padres, como mediadores suyos.

En los últimos decenios, diversas leyes de educación han subrayado la necesidad de enseñar a niños y jóvenes a cuidar la salud y evitar, así, malograrse tempranamente. Es una forma de prevención muy sensata, pero a menudo no tuvo el éxito deseado por falta de escritos breves, sencillos y claros que ofrezcan claves certeras de orientación dietética. Buen número de escritos sobre esta cuestión resultan para el lector tan farragosos y ambiguos que le invitan a desistir de la lectura.

El deseo de ofrecer una guía eficaz a tantas gentes que desean cuidar la salud de forma ajustada a su trajín diario y a su modesta situación económica, me llevó a ordenar y publicar las notas que un día y otro he ido tomando –al margen de mi actividad académica– de libros especializados y conversaciones con buenos profesionales de la medicina y la dietética. Si alguien gana una mayor calidad de vida –física, psíquica y espiritual– merced a las indicaciones que se hallan en este librito, veré lograda mi meta. En definitiva, es la misma que intento conseguir con mis obras de rango más académico.

Alfonso López Quintás

Catedrático emérito de la Universidad Complutense
Miembro de la Real Academia Española de Ciencias
Morales y Políticas

I

La importancia de la salud

La salud juega un papel muy importante en la vida humana. Gozar de buena salud es un don maravilloso, que sólo estimamos en su justa medida cuando tenemos la desgracia de enfermar. Ese don se nos ha confiado para que lo cuidemos debidamente, porque todo lo vivo requiere cuidado. Una planta no crece y está lozana si no se la cuida con esmero.

El cuerpo nos alerta de que tiene necesidad de líquidos y de alimentos mediante la sensación de sed y de hambre, y nosotros procuramos satisfacer esa exigencia corpórea bebiendo y comiendo lo que tenemos a mano. Esta actividad de comer y beber se fue regulando a lo largo del tiempo según los gustos y las posibilidades de cada lugar y cada grupo. Mal que bien, la vida se fue sosteniendo de esta forma. Pero, en los últimos tiempos, se abrió una nueva rama en la Medicina (la *Dietética*), consagrada a estudiar la forma *adecuada* de nutrirse, a fin de que acomodemos los hábitos a las exigencias de nuestro organismo. Si contamos con posibilidades suficientes, no tiene sentido que sigamos comiendo y bebiendo lo que más nos apetezca en cada momento o lo que nuestras condiciones de tiempo nos permitan. Debemos ajustar nuestra actividad lo más posible a las exigencias de nuestra salud, y no viceversa, si queremos garantizar que nos sentiremos bien y seguiremos activos durante largos años.

Para decidirnos a ordenar nuestros hábitos alimentarios, hemos de reflexionar sobre lo importante que es, no sólo vivir, sino hallarse en buena forma, con fuerza y agilidad suficientes para llevar una vida normal, activa, beneficiosa para nosotros y para los demás. Ser útil a la sociedad que nos rodea, prestar un servicio a la comunidad en que vivimos, no necesitar que alguien consagre su tiempo a cuidarnos... es una fuente de gozo constante. Los frutos de la tierra nos vienen dados para cubrir nuestras necesidades y satisfacer nuestro gusto. Lo agradable es sin duda un valor. Mas este valor debemos supeditarlo a valores superiores. Uno de ellos es la salud, y otro –no inferior– es ayudar a los demás.

No debemos preocuparnos por la salud de tal forma que nos neguemos todo gusto en el comer y beber. Es bueno alimentarse *con satisfacción*. Pero las satisfacciones deben estar bien ordenadas –conforme a las exigencias de nuestra salud– si no queremos convertirlas en una bomba de relojería que, en su momento, nos restará calidad de vida y llenará nuestra existencia de amargura.

Las enfermedades pueden aparecer en cualquier momento. No tiene sentido acelerar su llegada por nuestra falta de cuidado. La decadencia física en la vejez es ley de vida, pero podemos aminorarla en gran medida si colaboramos con las fuerzas interiores de nuestro organismo. Cuando uno está enfermo o es anciano, debe dejarse ayudar de buen grado y con agradecimiento. Es un arte saber aceptar con elegancia y buen temple la propia menesterosidad. Lo que debe preocuparnos es estar pendientes de la ayuda ajena *por haber dilapidado la salud cuando teníamos medios para conservarla e incluso acrecentarla.* Cuando vengan las enfermedades y la decadencia senil, haremos bien en asumirlas con buen ánimo, mas no debemos anticipar su llegada con una conducta irreflexiva y desordenada. Ello significaría que no estimamos debidamente el don de la vida y de la salud. Hemos de disfrutar de los alimentos y las bebidas, sin ser esclavos de nuestras apetencias. Tal esclavitud se opone a la libertad interior, la soberanía de espíritu, que es la cualidad propia de una persona madura.

II

Necesidad de cuidarse en todos los aspectos

1. Cuidar la salud –en sus tres aspectos o planos: el *fisiológico*, el *psíquico* y el *espiritual*– es necesario desde el punto de vista médico, y obligatorio desde una perspectiva moral.

- Es *necesario,* porque el recto funcionamiento de nuestro ser personal depende de que se cumplan ciertas condiciones, que son distintas en cada uno de los tres aspectos o planos –el fisiológico, el psíquico y el espiritual–, pero todas ellas imprescindibles. ¿Conocemos de verdad dichas condiciones y nos atenemos a ellas? ¿O nos despreocupamos de ello y vivimos conforme a ciertos usos poco o nada fundamentados en la investigación científica? Esto último es muy arriesgado, aunque no tengamos culpa en ello por haber carecido de la debida información.

- Es *moralmente obligatorio* por varias razones:

- La vida es un don excelso, el primero y el primario, la base de cuantos luego nos puedan ser concedidos. Debemos ser *agradecidos* con el Creador –que nos llamó generosamente a la existencia– y con sus intermediarios, que fueron nuestros padres. Ser agradecidos significa acoger ese don con una actitud de *reconocimiento* y *generosidad*. El mayor acto de reconocimiento generoso es cuidar el bien que se nos dio, desarrollarlo todo lo posible, hacer de él una fuente de bienes para los demás.

- Mi vida es mía, ciertamente, pero no me pertenece a mí solo, porque es una realidad *personal* y *comunitaria* a la vez. Mi vida es auténtica cuando me abro a los demás y les ayudo todo lo posible. Para ello necesito gozar de buena salud corpórea, psíquica y espiritual. Cuando la buena salud la oriento, no sólo hacia mi propio bienestar, sino también hacia fines superiores, me siento *centrado*, ajustado a mi ser de persona –que abarca los tres planos antedichos–, y este equilibrio se traduce en paz interior, una forma de armonía que facilita el buen funcionamiento de todo mi organismo.

- Cuidar la salud es, pues, un deber que se deriva del hecho de ser persona. No tengo razón cuando digo que puedo hacer con mi salud lo que quiera y que, en definitiva, "de algo hay que morir". No se trata de evitar el morir, sino de tener la mejor calidad de vida posible a lo largo de toda nuestra existencia. De ella dependerá que vivamos de forma gratificante y podamos ser útiles a los demás y no una carga. Es lastimoso ver a ciertas personas que gozaron de excelente salud, pero no se cuidaron debidamente, y hacia los 65 años –más o menos– comienzan a declinar de forma alarmante, de modo que a partir de los 70 apenas pueden llevar una vida normal. Esto es una decadencia que debemos prevenir en lo posible.

2. Hemos de cuidar los tres planos de la salud –la corpórea, la psíquica y la espiritual– porque se influyen mutuamente y su cooperación es indispensable para sentirnos bien. Veámoslo un poco más de cerca.

• *Aspecto psíquico.* El ser pesimista por principio, verlo todo negro y reaccionar con amargura ante cualquier contratiempo o dificultad; mostrar mal temple en el trato diario con los familiares, los compañeros de comunidad o de trabajo; abrigar sentimientos negativos respecto a las personas del entorno, irritarse fácilmente por cualquier motivo... son modos de conducta que ejercen un efecto nocivo sobre la propia salud psíquica y corpórea.

• *Aspecto espiritual.* Si no tengo claridad acerca de cuál es el ideal verdadero de mi vida, el que ha de darle orientación y sentido, mi conducta será vacilante y carecerá de la debida decisión y energía. Si estoy convencido de que el ideal verdadero de mi vida es crear formas elevadas de unidad con los demás, pero no oriento mi existencia hacia dicho ideal, vivo una vida incoherente, estoy desunido dentro de mí, no integro las diversas energías de mi ser –las instintivas y las espirituales. Ello me quita paz interior, me hace difícil reaccionar con serenidad y equilibrio ante las diversas situaciones que me plantea la vida.

- Esta falta de sosiego interior repercute negativamente en la salud psíquica y corpórea. Un joven estudiante acudió a la clínica de un médico muy experimentado, y se mostró preocupado por el descontrol en que se hallaba su sistema nervioso. Esperaba que el doctor le indicara unos remedios inmediatos que le permitieran concluir su tesis doctoral. El médico, después de oírle pacientemente, se limitó a hacerle esta recomendación: "*Para empezar, debe dedicar media hora diaria a la reflexión, para ver de ordenar su vida. Cuanta más prisa tenga en acabar su trabajo, tanto más intensa ha de ser esa reflexión. Después de un mes, venga a verme*". El joven dio un salto de sorpresa y de enojo, y se retiró mascullando palabras irreproducibles. Un año después tuvo que volver a su país, sin terminar la tesis y con la salud arruinada. Su desconcierto espiritual –que el médico había sabido entrever– había provocado un caos en su vida psíquica y fisiológica.

- En su libro *Amar y Sobrevivir*[4], Dean Ornish explica con razones médicas que el amor, la apertura acogedora al otro, la amabilidad (término derivado del verbo *amar*) son actitudes buenas para el corazón. "*Tanto querer como ser queridos* –escribe– *contribuyen a afirmar la vida. Cualquier cosa que nos saque del encierro en nosotros mismos promueve la curación –de maneras más profundas que las que pueden medirse–, con independencia de otros*

[4] Cf. *O. cit.*, Ediciones B. Argentina, Buenos Aires, 1999.

factores conocidos, como la alimentación y el ejercicio"[5]. "... *Reflejada en nuestro corazón está la base biológica de nuestra necesidad de formar relaciones humanas de amor. Si no logramos satisfacer esa necesidad, nuestra salud corre peligro"* (Doctor Lynch)[6].

- El amor facilita el perdón, y así evita el rencor, la ira, la amargura. Con ello hace bien al corazón. Ser cordial lubrifica las relaciones humanas. Si uno es cordial por razones religiosas, pues se ha consagrado al ideal de la unidad, se siente unido profundamente al universo. Esa vibración da mucho ánimo y nos llena de paz.

- Es muy importante adquirir el hábito de no irritarse. A veces en la conversación se empieza a discutir, y no se llega a ninguna conclusión porque alguien se altera, levanta la voz, se muestra hosco o displicente. Nos conviene, en tales casos, no entrar en esa dialéctica de la disputa. Nos haría daño, porque, como poco, nos quitaría la paz y la energía que tanto necesitamos para mantener un sano equilibrio personal, es decir, corpóreo, psíquico y espiritual a la vez. En el tiempo de la rebelión estudiantil universitaria, un alumno intentó provocar al profesor con preguntas impertinentes, dichas en tono agresivo. Esperaba que el profesor le contestara en el mismo tono, para dar lugar a que otros dos

---

[5] Cf. *O. cit.*, p. 100.

[6] Este texto de la obra *The brocken Heart* está citado por Dean Ornish en *O. cit.*, p. 100.

rebeldes, perfectamente adoctrinados al efecto, agudizaran la provocación más y más hasta lograr que el profesor les dijera algo inconveniente. Con ello, tendrían la base necesaria para formar la bola de nieve de la reivindicación y el ataque. Pero el profesor se limitó a decirle con toda serenidad que hubiera deseado responderle, pero, lamentablemente, él no había cumplido las condiciones del diálogo, que son el respeto, el buen temple, la búsqueda sincera de la verdad, no el afán de *disputa* (que es la forma degenerativa de la *discusión*). Por eso, aun sintiéndolo mucho, tenía que prescindir del diálogo y seguir dando la clase. Los alumnos se quedaron mudos, y el profesor evitó un enfrentamiento penoso, capaz de destruir los nervios más templados.

- Es aleccionadora, a este respecto, la conversación de un ermitaño con un amigo que fue a visitarle.

Ermitaño (E): ¿Qué pasa por el mundo, amigo?

Amigo (A): Pues que ha estallado la guerra...

E. ¡Guerra! ¿Qué es eso?

A. Es una lucha.

E. Pero ¿por qué luchan las gentes?

A. Porque hablan, discuten, disputan y, al final, se atacan.

E. Pues no lo entiendo...

A. Lo vas a entender enseguida si hacemos una prueba. Tú tienes ahí un martillo, ¿no? Pues yo voy a decir que es mío, tú dices que es tuyo, discutimos, nos enfadamos y nos enfrentamos.

E. Bien. Vamos a verlo.

A. ¡Ese martillo que tienes ahí es mío...!

E. ¡Bueno! Pues, si es tuyo, llévatelo...

Está visto que cuando uno no quiere, dos no riñen.

3. Para cuidar los tres aspectos de la salud, debemos tener bien ordenada nuestra escala de valores. Si pienso que lo más importante de mi vida es acumular sensaciones placenteras, no tendré ánimo para jerarquizar los valores y pondré la salud al servicio de los goces corporales. Quien estime que lo primero en la vida es procurar el propio bien y dejar de lado el de los demás, apenas tendrá fuerza interior para hacer los sacrificios que le imponga el cuidar la salud. Por eso, no tiene sentido hablar a niños y jóvenes de la necesidad de cuidarse si previamente no se les ayuda a cambiar la mentalidad *hedonista* –que es básicamente egoísta– por otra abnegada y generosa.

Es lástima que buen número de psicólogos y psiquiatras sólo atiendan al aspecto corpóreo y al psíquico de la salud, y no presten la debida atención al aspecto espiritual. Esa laguna les impide resolver los problemas de las personas *por vía de elevación.* Un conocido psiquiatra español suele decir a personas atormentadas por diversas formas de depresión que procuren olvidarse un tanto de sí mismas y dedicarse a ayudar a gente necesitada. Por lo que tiene de generosa, esa actitud ante la vida es sumamente beneficiosa incluso para la propia salud corpórea. Pero debemos cuidarnos de no practicar la ayuda sólo como un medio para mejorar nuestro estado de salud, pues, en este caso, nuestra actividad –de por sí benéfica– no implica un cambio de estilo de pensar, sentir y querer.

III

El cuidado de la salud psíquica y la espiritual

Comencemos por la salud psíquica y la espiritual, porque el análisis de la salud corpórea ocupará todo el espacio restante de este trabajo.

Los seres humanos somos "seres de encuentro" –según la Biología y la Antropología actuales más cualificadas[7]. Encontrarse no se reduce a verse, saludarse, estar cerca. Podemos vivir con otras personas durante años y no encontrarnos nunca en sentido riguroso. Encontrarse significa crear un ámbito de enriquecimiento mutuo, de comprensión, afecto y ayuda. El encuentro, así

---

[7] Cf. Juan Rof Carballo: *El hombre como encuentro*, Alfaguara, Madrid 1973; *Violencia y ternura*, Prensa Española, Madrid 1977. Manuel Cabada Castro: *La vigencia del amor*, San Pablo, Madrid 1994. Alfonso López Quintás: *El amor humano. Su sentido y su alcance*, Edibesa, Madrid 1994; *El secreto de una vida lograda*, Palabra, Madrid 2004.

entendido, funda amistad. Y la amistad hay que crearla; no basta hallarse en vecindad para ser amigos auténticos.

La condición básica para encontrarnos es adoptar una actitud de generosidad, veracidad, cordialidad, fidelidad, comunicación, participación en tareas y gustos comunes. Si asumimos estos *valores* y los convertimos en *virtudes*, nos encontramos de verdad y experimentamos los frutos del encuentro: nos vemos llenos de energía interior, y sentimos alegría, entusiasmo y felicidad. La felicidad verdadera surge cuando uno se siente realizado, y se manifiesta en sentimientos de paz y amparo interiores, así como en gozo festivo o júbilo.

Al vivir estos frutos del encuentro, advertimos que el valor más alto de nuestra vida, el que los corona a todos y ensambla como una clave de bóveda es el encuentro. Crear formas de encuentro verdadero constituye, por tanto, el *ideal de nuestra vida.* Si descubrimos este ideal del encuentro o la unidad, comprendemos a fondo lo que es nuestra vida, en sus diferentes aspectos: en qué consiste la verdadera libertad (la libertad interior o creativa), cómo podemos dar pleno sentido a nuestra existencia, de qué forma logramos ser creativos en la vida diaria –aun no siendo unos genios–, qué alto papel juega en nuestra vida la afectividad, entendida de modo integral. El conocimiento profundo de lo que llegaremos a ser si optamos por el ideal de la unidad nos predispone para *optar* decididamente por él y *realizarlo* en la propia vida. Entonces nuestra existencia se transfigura y nos sentimos bien con nosotros mismos.

Crear lazos de unidad con los demás nos *centra* y *equilibra*, porque el centro de nuestra vida no es nuestro yo tomado a solas, sino vinculado a otras personas del entorno, que ejercen para con nosotros el papel de otros tantos *tú*. Este equilibrio interior –tan necesario para el recto funcionamiento del organismo corpóreo– debemos ganarlo mediante un cambio de actitud ante la vida. La actitud egoísta, dominadora, posesiva, debemos sustituirla por una actitud generosa, respetuosa, colaboradora.

El que realiza este cambio y vive una vida de encuentro puede sentirse feliz, alegre, entusiasmado... incluso en circunstancias difíciles. Da testimonio de ello Víctor Frankl, superviviente del campo de concentración de Auschwitz. En cambio, quienes sólo piensan en sí mismos sucumben fácilmente ante las adversidades. A sus compañeros de infortunio solía decirles el entonces joven psiquiatra: *"No le preguntéis a la vida qué tiene todavía que daros, sino a quién podéis servir"*. Los que adoptaron esta segunda actitud generosa tuvieron energía suficiente para sobrevivir. Los que sólo se preocuparon de sacarle jugo a la vida perecieron rápidamente. *"Desgraciado de aquél* –escribe Frankl– *que no viera ningún sentido en su vida, ninguna meta, ninguna finalidad en vivirla; ése estaba perdido"*[8].

La actitud generosa de encuentro es la propia del *nivel 2*. Si queremos vivir esta vida de encuentro a perfección, debemos comprometernos incondicionalmente con el bien, la justicia, la verdad, la belleza, la unidad. Ese compromiso implica una actitud muy noble, que nos eleva al *nivel 3*. Entonces, nuestra relación con los demás será bondadosa, justa, veraz... *en cualquier circunstancia*[9].

El *nivel 1* es el propio de quienes toman, egoístamente, cuanto está en su entorno como medio para sus

---

[8] Cf. *El hombre en busca de sentido*, p. 78.

[9] La teoría de los niveles se halla expuesta en mi obra *La defensa de la libertad en la era de la comunicación*, PPC, Madrid 2004.

fines. Esta actitud egoísta, aplicada a la vida de interrelación, rebaja a las personas del nivel 2 al nivel 1. Con ello se hace imposible el encuentro y se vacía la propia vida de sentido. A ello aluden eminentes psicólogos actuales al hablar del "vacío existencial" y afirmar que a él se deben diversos problemas psíquicos, como ciertas temibles depresiones. Por eso subrayan la importancia de sustituir el ideal egoísta de servirnos de todos para nuestros fines y tomar como meta de la vida ser útiles a los demás y crear con ellos formas de unidad valiosas. Desde su atalaya de psicoterapeuta de alto estilo, el Dr. Frankl subrayó constantemente que "lo que el hombre realmente necesita *"no es vivir sin tensiones, sino esforzarse y luchar por una meta que le merezca la pena"*.

IV

El cuidado de la salud fisiológica

No se trata sólo de prevenir enfermedades (por ejemplo, el alcoholismo, la drogadicción, la ludopatía..., y sus secuelas). Hemos de evitar una decadencia prematura a causa de reiterados errores en nuestro comportamiento alimentario, y, sobre todo, debemos tomar las medidas necesarias para estar en buena forma y sentir la sana alegría que proporciona el ejercicio de las diversas funciones corpóreas: andar, correr, nadar, cantar, hablar, respirar, comer, beber, tomar el sol...

Las dos grandes fuentes de energía de nuestro organismo son el ***aire*** y los ***alimentos***. De ahí la importancia decisiva que tiene para nuestra salud saber respirar bien y alimentarse adecuadamente.

1. Respirar bien es fundamental para la salud

Lamentablemente, muchas personas sólo inspiran la cuarta o quinta parte del aire que debieran. Respiran sólo con la parte alta de los pulmones, la que linda con la garganta, dejando sin llenar toda la cavidad pulmonar que tenemos desde los hombros hasta el vientre. Reciben, por ello, mucha menos energía de la que podrían adquirir. Sabemos que buena parte de la energía de nuestro organismo procede del oxígeno que aporta la respiración. Conviene, por ello, sobremanera aprender a respirar debidamente. Si sabemos respirar bien, tenemos la sensación de que todo el interior de nuestro cuerpo queda repleto de aire. Esta respiración profunda, completa, serena el ánimo. Hemos de aprender a respirar bien. Si uno hace ejercicio para cuidar la salud y no respira bien, no incrementa las fuerzas; las consume y se fatiga.

Debemos, pues, aprender el arte de la *respiración integral*, y, para iniciarnos en él, haremos seguidamente un breve ejercicio, que nos habitúe a inspirar por la nariz profundamente, hasta llenar los pulmones de aire, y a expirar luego lentamente con el fin de expulsar el aire del todo.

Para entendernos, y sin mayor precisión técnica, podemos decir que hay tres fases en la respiración: la del *vientre*, la de la *caja torácica* y la de los *hombros*. Pon los brazos hacia arriba, tocando con los dedos los hombros. Empieza respirando hondamente, como si quisieras llenar el vientre de aire. Siente cómo se ensancha el vientre hacia delante y hacia los lados. Luego intenta llenar la caja torácica de aire, hacia delante y hacia los lados. Al final, ve llenando de aire la cavidad última de los pulmones que queda todavía medio vacía, la que linda con los hombros. Para lograrlo, abre los brazos hacia los lados y hacia lo alto lo más que puedas. Finalmente, expira, bajando los brazos con lentitud; cuanto más lentamente, mejor, porque es el momento más relajante, ya que es cuando el organismo asume el oxígeno que ha recibido. Comienza a expirar por el vientre, sigue por la caja torácica y termina por los hombros. Es como un desinflamiento de todo el interior de nuestro organismo.

Si repites este ejercicio varias veces, te acostumbrarás a respirar plenamente, oxigenarás mejor tu organismo y te sentirás más fuerte y confortable. Siempre que comiences alguna actividad que exige concentración (actuaciones en público, conferencias, reuniones de cierto compromiso, jugadas deportivas importantes...), haz suavemente, sin que nadie lo note, una respiración *profunda* –o más exactamente: *integral*, *completa*–, y verás que ganas en serenidad y poder de concentración.

A poco que te ejercites, lograrás ampliar enormemente tu capacidad de respiración, de oxigenación y, por tanto, de ánimo para el trabajo y de resistencia en el esfuerzo. Si haces diariamente el ejercicio de la respiración integral –repetido diez veces–, a ser posible acostado, con los ojos cerrados y los brazos estirados a lo largo del cuerpo, lograrás de forma rápida y eficaz reducir el estrés, la ansiedad, la excesiva aceleración interior, y evitar, así, el recurso diario a medicamentos relajantes.

2. No basta saciar el hambre; hay que nutrirse adecuadamente

La "Pirámide Alimentaria"

Diversos médicos y dietistas (expertos en nutrición) han estudiado cuidadosamente las condiciones de una vida sana y nos proponen "un nuevo arte de vivir". La base de dicho arte es el orden, el ajuste de la vida a los órdenes naturales. Recordemos el lema del Dr. Kunz-Bircher: "*La vida se extrae de la vida*". La vida es dinamismo y necesita energía. Esta energía la recibimos sobre todo del aire, el sol, el agua, los alimentos sanos, ricos en sustancias vitales –especialmente, vitaminas y sales minerales– y poco cargados de toxinas. De ahí la insistencia de los médicos y los dietistas en que todos conozcamos la llamada "Pirámide alimentaria" y sepamos que debemos consumir una buena dosis de los alimentos que se hallan en la base (estrato 1) y cada vez menos a medida que subimos hacia el vértice (estrato 6).

Suele decirse que la mejor dieta es comer de todo un poco. Ciertamente, la variedad de alimentos es necesaria, porque cada uno aporta ciertos nutrientes. Pero no todos los alimentos son necesarios en la misma medida. Hay que saber dosificarlos, según las necesidades del organismo humano. No tiene sentido, por ejemplo, dejar de comer pan, por temor a ganar peso, pues el pan está en la base de la Pirámide Alimentaria, y debe constituir –junto con sus derivados– *la base diaria de la alimentación*. Si queremos perder peso, tenemos a mano otras vías, como veremos. Cuando excedemos el peso debido, hemos de adelgazar, pero sin quebrantar las normas fundamentales de una alimentación integral, equilibrada.

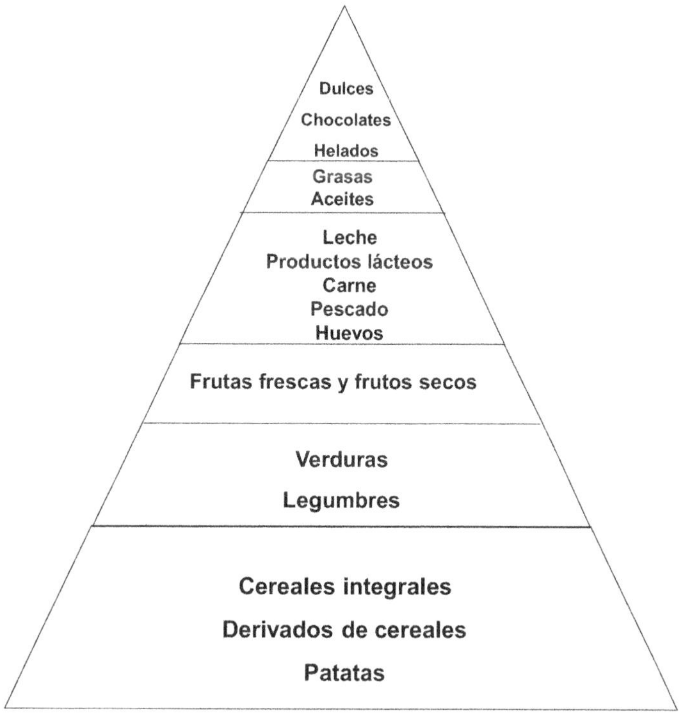

A) *Estrato 1*. Obsérvese que la base sobre la que se apoya la pirámide alimentaria (estrato 1) está formada por los hidratos de carbono (llamados también "amidáceos" y carbohidratos): cereales integrales y sus derivados (pan y pastas integrales...), patatas, arroz integral... Estos alimentos son los que debemos consumir en mayor cantidad.

La patata tiene gran valor nutritivo: aporta proteínas de alta calidad, vitamina C, potasio y otros minerales. Pero estos valores sólo los conserva íntegramente si se la prepara con la piel. La patata con piel debe ser la base de los purés de patatas. Debido a ello, no conviene tanto freír las patatas (en forma de patatas fritas, croquetas, patatas chips) como cocerlas o asarlas, y tomarlas con salsas ligeras. Incluso la tortilla española se puede preparar con patatas cocidas, en vez de fritas.

Deberíamos consumir, al día, unas cinco cucharaditas de cereales crudos, por ejemplo, en forma de "Muesli", preparado en casa inmediatamente antes de tomarlo. Únicamente el grano integral o la harina recién molida contienen –a diferencia de los productos de trigo blanco– todos los elementos de alto valor nutritivo que precisa el organismo (proteínas, grasas, hidratos de carbono, vitaminas –especialmente del grupo B–, minerales, oligoelementos y fibras). Los tipos de cereales que podemos consumir son éstos: trigo, centeno, avena, cebada, arroz integral, mijo, maíz, espelta, trigo sarraceno... Conviene que los cereales no hayan sido tratados con productos químicos.

B) *Estrato 2.* Sigue –en cuanto a la cantidad que hemos de tomar– el segmento formado por las ***verduras*** (de las que convendría tomar medio kilo al día) y las ***legumbres.*** Los potajes con legumbres (garbanzos, lentejas) son saludables si son cocinados con poco aceite y sin tocino, chorizo o morcilla. Las verduras –igual que sucede con los zumos– no deben ser expuestas a la luz y al aire, porque las sustancias vitales que contienen se volatilizan rápidamente. Por eso, deben ser lavadas durante poco tiempo, bajo agua corriente, y troceadas inmediatamente antes de ser consumidas. De esta forma conservan todos sus nutrientes y su sabor genuino. Si queremos cocer las verduras, debemos hacerlo o al vapor o en poca agua, y durante el menor tiempo posible. El líquido de la cocción ha de aprovecharse para sopas, por su alto contenido en minerales. Las ensaladas han de ser preparadas con rapidez y servidas sin dilación.

Ha de procurarse que la verdura –lo mismo que la fruta– sea fresca, de la temporada, y, a ser posible, de origen “biológico” (que implica suelo fértil, rico en sustancias nutritivas, no abonado artificialmente y tratado con sustancias no tóxicas). Los productos “biológicos” son más ricos en sustancias nutritivas, sobre todo vitaminas, sales minerales y oligoelementos; no contienen sustancias tóxicas, como son los residuos de herbicidas e insecticidas.

Actualmente, hay en el mercado diversos productos biológicos: frutas, verduras, leche, carne, huevos de gallina, harinas integrales...

No conviene comprar frutas y verduras fuera de la estación, porque, además de ser más caras, proceden de invernaderos y pueden estar tratadas con herbicidas y pesticidas. Los productos que proceden de países lejanos no son recomendables, por el largo tiempo que pasan en cámaras frigoríficas, con lo que pierden gusto y sustancias nutritivas.

C) *Estrato 3.* Inmediatamente se hallan –en cuanto a la cantidad que debemos consumir– las ***frutas frescas*** y los ***frutos secos***.

Los frutos secos contienen proteínas, pero también grasa. Deben tomarse pocos cada vez: siete u ocho es bastante. No se los considere como un entretenimiento para picar sin pausa entre plato y plato o mientras se ve la televisión. Los cacahuetes han de tomarse sólo excepcionalmente.

D) *Estrato 4*. Con mayor parquedad hemos de tomar leche y sus derivados (queso, yogur...), así como carne, pescado y huevos. Son alimentos de alto valor nutritivo. La carne aporta mucho colesterol, ácidos saturados y productos residuales, como el ácido úrico. Debemos reducir su consumo a 2 o 3 comidas semanales, preferentemente el almuerzo, en una cantidad de 150 a 200 gramos. Es importante masticarla bien. Conviene quitarle la grasa visible. No rebozarla ni freírla. Más bien asarla en el horno, sin añadir grasa, o a la parrilla. Si se asa a temperatura baja, la grasa puede salir fácilmente. Es preferible la carne blanca, baja en grasa (pollo o pavo). Se le debe quitar la piel antes de prepararla; o, al menos, pinchar la piel para que salga la grasa mientras se asa. Debemos retirar de nuestra dieta la casquería (riñones, hígado...), la carne y el pescado ahumados o a la brasa, la carne de cerdo y sus derivados.

Actualmente, dada la forma de criar el ganado, se vende a menudo un tipo de carne de baja calidad. A ser posible, conviene comprarla en lugares donde se ofrezcan garantías a este respecto.

En general, es preferible el pescado a la carne. El pescado, si se reboza o fríe, lleva más grasa. Es mejor cocinarlo sin grasa (asado al horno, al vapor, a la sal, en lecho de verdura) o con poco aceite a la plancha. El "pescaíto frito", los calamares fritos, etc. deben tomarse con mucha parquedad, sobre todo cuando no han sido preparados en casa, pues se corre peligro de que en las pescaderías utilicen el mismo aceite una y otra vez. El aceite sobrante después de realizar un frito conviene desecharlo, o, al menos utilizarlo pocas veces. El aceite de oliva resiste más el efecto del calor, de modo que no pierde todas sus buenas condiciones al ser calentado. Los otros aceites –soja, girasol, etc– las pierden.

Los pescados azules –sardinas, jureles, boquerones, truchas...– contribuyen a incrementar el llamado "colesterol bueno" (HDL). Conviene tomarlos una o dos veces por semana. Como tienen más grasa, se recomienda cocinarlos a la plancha.

No es aconsejable el consumo frecuente de conservas.

Los huevos conviene más bien tomarlos cocidos que pasados por agua, pues, en este caso, no son sometidos a una cocción fuerte, condición indispensable para eliminar los gérmenes de posible salmonela. Antes de cascar un huevo para cocinarlo, debe ser lavado cuidadosamente en agua de lejía. Es necesario tener en cuenta que los huevos contribuyen a aumentar el colesterol, por lo que una persona adulta no debe consumir a la semana más de 2 o 3.

E) *Estrato 5.* Los ***aceites*** y las ***grasas*** ocupan el penúltimo lugar, no porque en sí sean nocivos, sino porque nuestro organismo los necesita en pequeñas dosis. Los patés contienen mucha grasa; han de ser tomados muy parcamente. También las aceitunas son ricas en grasa. Conviene saberlo para no considerar su consumo, antes y durante las comidas, como una distracción. El exceso de grasa en el organismo es malo porque puede contribuir a que aumente el colesterol, sumamente dañino para las arterias. De ahí la conveniencia de saber qué alimentos suministran más grasa al organismo, a fin de dosificarlos adecuadamente, sustituyéndolos por otros que son ricos en nutrientes y no presentan dicha desventaja.

Para saber cuidar la salud, necesitamos conocer lo siguiente:

- las necesidades básicas de nuestro organismo;
- los alimentos que las satisfacen mejor;
- qué alimentos pueden causarnos –debido a nuestra particular situación– algún inconveniente para la salud;
- cómo sustituir estos alimentos por otros que nos resulten beneficiosos sin acarrear consecuencias nocivas.

Veamos unos ejemplos. La carne, el pescado y los huevos suministran a nuestro organismo las proteínas necesarias, pero llevan consigo bastante grasa. En consecuencia, hemos de comer huevos, pescado y carne, pero con moderación, y suplir lo que dejamos de ingerir por ello con más hidratos de carbono (cereales y derivados), legumbres y verduras. Las lentejas son muy ricas en hierro y combaten eficazmente las anemias ferropénicas.

La carne y el pescado podemos suplirlos con

- cereales y derivados,
- champiñones y setas,

- leguminosas: guisantes, judías, lentejas, habas, soja, garbanzos...,
- leche y productos lácteos,
- huevos (siempre que no se supere la cantidad indicada anteriormente).

Se pueden hacer las siguientes combinaciones de los alimentos antedichos:

- Huevo y patata
- Huevo y arroz
- Huevo y soja
- Leche y cereales
- Habas y maíz
- Cereales y leguminosas, por ejemplo, arroz y lentejas. Para que conserven toda su eficacia alimenticia, las lentejas deben tomarse siempre con algo de arroz.

Muchos alimentos aportan, ya de por sí, cierta cantidad de grasa. Para no sobrepasar la dosis de grasa que necesita nuestro organismo, debemos moderar el uso de grasas puras: aceites, patés, mantequilla, margarina..., y la ingesta de alimentos muy oleaginosos (aceitunas, por ejemplo).

Conviene evitar todo lo posible las grasas saturadas: carne, charcutería, mantequilla, margarina, quesos curados... La mantequilla (grasa láctea) contiene gran cantidad de colesterol y ácidos grasos saturados y pocos ácidos poli-insaturados. No son recomendables las siguientes grasas: margarina, manteca, tocino... Recordemos que el consumo elevado de grasas es causa, por ejemplo, de la arteriosclerosis y del exceso de colesterol. Por eso es conveniente tomar la leche desnatada, así como sus derivados.

Las grasas insaturadas son necesarias para el organismo. Se encuentran en los frutos secos, las semillas oleaginosas y los aceites prensados en frío. La cantidad de estas grasas que debemos tomar al día es de 15 a 20 gramos. Esto equivale a unas dos cucharadas grandes.

Semillas oleaginosas recomendables: pipas de girasol, almendras, nueces, avellanas, sésamo, lino...

Aceites recomendables (prensados en frío y naturales): aceite de oliva, de girasol, de germen de maíz, de germen de trigo, de nuez, de mostaza, de pipas de calabaza, de almendras, de soja, de cardos.

F) *Estrato 6*. El último lugar viene reservado a los alimentos que para muchas personas constituyen lo más agradable, o, como dirían los latinos, la "optima pars": dulces, helados, tartas, chocolate..., y café o té, con la consiguiente copa. Todo ello ha de tomarse con suma parquedad, más como un gusto que como un ingrediente de la alimentación. Como postre, debemos elegir preferentemente fruta natural, helado de fruta, tarta de fruta fresca sin nata. Chocolate (sobre todo, con churros), bombones, mantecados, mousses, helados con nata... han de tomarse pocas veces. Los dulces, helados y bombones hemos de considerarlos casi como un capricho para determinados momentos.

En las comidas conviene beber muy poco. Si se bebe abundante agua –de litro y medio a dos litros diarios– fuera de las comidas, apenas se siente necesidad sino de enjuagarse los labios de cuando en cuando. De beber algo, se recomienda:

- agua mineral o agua mezclada con zumo de limón;
- zumo natural, preferentemente mezclado con agua mineral;
- infusiones de fruta o hierbas;
- coca-cola light.

En el almuerzo, pueden tomarse una o dos copas de vino tinto, vino blanco seco o cava brut. Sólo excepcionalmente, refrescos, licores, aguardiente, coñac, whisky...

V

Nutrientes que necesita nuestro organismo

• Proteínas, de un 10 a un 15%. Las proteínas animales nos las facilitan la carne, el pescado, la charcutería, el jamón, los huevos, la leche y productos lácteos. Las proteínas vegetales son suministradas por las legumbres, las verduras, los cereales, las patatas, los frutos secos.

• Grasas, de un 25 a un 30%. Las grasas se contienen en los aceites, la mantequilla, la margarina, la manteca, el tocino, la carne, el pescado, la charcutería, el jamón, la yema de los huevos, los frutos secos, la leche y productos lácteos –sobre todo, quesos curados–, el chocolate, la bollería.

• Hidratos de carbono (o carbohidratos), de un 55 a un 60%. Son ricos en hidratos de carbono los cereales (trigo, centeno, avena, cebada, arroz, maíz, quinoa, bulgur, couscous) y sus derivados (pan, pasta, copos...), las patatas, las legumbres, las frutas, la leche y productos lácteos (yogur, kéfir, cuajada...), el azúcar y bebidas o alimentos azucarados.

- Azúcares, un máximo de un 10%. Nos facilitan azúcar las frutas, la caña de azúcar y la miel.

Un gramo de proteínas facilita 4 calorías; uno de hidratos de carbono, 4; uno de grasa, 9; uno de alcohol, 7.

Para facilitar al organismo los nutrientes necesarios, los dietistas subrayan actualmente la necesidad de atenerse a las siguientes prescripciones:

1. Comer despacio y con tranquilidad

Las comidas han de realizarse de forma regular y a horas fijas, sin picar durante los tiempos intermedios. Conviene mucho comer sin prisa, con calma externa e interna, sin sostener conversaciones seguidas que impidan masticar bien, y sin enzarzarse en discusiones que alteran la armonía del organismo. No se olvide que la digestión comienza con la insalivación, realizada al masticar. Al masticar bien, se tiene antes la sensación de saciedad y no se expone uno a comer demasiado. De ahí la importancia de comer despacio, sin tomar líquidos con el fin de ingerir los bocados más rápidamente. Hablar algo, serenamente, durante las comidas es beneficioso para la digestión, pero no así sostener conversaciones largas e intensas, que impiden prestar una mínima atención y cuidado al acto de comer, que es lo fundamental en ese momento. Ver en la televisión escenas desagradables, impactantes, no es recomendable, debido a la influencia mutua de lo psíquico y lo corpóreo.

2. Tomar diariamente vegetales crudos

Son ricos en enzimas, vitaminas y clorofila. Se comprende que uno de los lemas del prestigioso método suizo Bircher-Benner de cura y alimentación sea el siguiente: *"Ni un día sin hojas verdes, verdes de verdad"*[10].

Conviene comenzar la comida del mediodía con un plato de vegetales crudos, procurando no combinar más de tres distintos. Tomarlos al comienzo de las comidas tiene las siguientes ventajas:

- Se asimilan mejor sus nutrientes: vitaminas, sales, fibras...
- Se estimulan los jugos gástricos.
- Nos insta a masticar bien durante toda la comida.
- Nos da ya alguna sensación de saciedad, de modo que tendemos a comer una cantidad menor de los alimentos que aportan grasas. Recordemos que el estómago no es un recipiente en el que se introducen alimentos para que allí se mezclen y digieran. El estómago es parte de un organismo vivo y, en cuanto recibe un alimento, empieza a asimilarlo.

Verduras y hortalizas ideales para tomarlas crudas son las siguientes: tomates, brócoli, remolacha, apio, pepino, colinabo, coliflor, zanahorias, espinacas, hinojo, calabacín, pimientos, champiñones, endibias, espárragos, cebollas, puerros y todas las verduras de hojas verdes (como las lechugas y las escarolas). Si son de cultivo biológico, mejor. Una dieta mixta debiera contener hasta 500 gramos de verduras y frutas crudas (según la

---

[10] Cf. Kunz-Bircher: *Guía de la salud natural Bircher. Para vivir mejor,* p. 61.

tolerancia de cada uno). Aunque pueda parecer lo contrario, en general *las verduras se digieren mejor crudas que cocidas.*

Si alguna persona no se acostumbra al sabor de alguna de estas verduras crudas, puede cocinarla a la plancha, ya que de esta forma se conservan muchas de sus propiedades

3. Consumir diariamente productos lácteos

Se recomienda tomar diariamente leche y sus derivados: yogur, cuajada, queso fresco... Se pueden elegir productos semidesnatados o desnatados, a fin de no ingerir demasiadas grasas.

4. No olvidar los frutos secos y las frutas

Los frutos secos (almendras, nueces, avellanas y otras semillas oleaginosas) son un complemento proteínico que ha de tomarse con moderación, preferiblemente precedido de fruta.

Las frutas han de ser tomadas antes de las comidas, o –incluso mejor– fuera de ellas, si se quiere conservar el peso. Es preferible –cuando la cáscara no sea demasiado fuerte– comerlas sin pelar, bien lavadas y bien maduras.

Las frutas y las verduras deben comprarse de acuerdo con la estación, para que sean frescas. Hay que evitar adquirir frutas importadas de países lejanos, pues son separadas del árbol cuando están todavía verdes y son mantenidas mucho tiempo en cámaras, de modo que contienen menos riqueza en sustancias nutritivas. Las verduras no deberán hervirse tanto que se reblandezcan demasiado; han de quedar de forma que haya que masticarlas algo. Así conservan más nutrientes. El agua de la cocción –como queda dicho– puede aprovecharse para sopas.

5. Es indispensable tomar alimentos que contengan fibra

Las fibras movilizan el intestino, eliminan el estreñimiento y sus consecuencias, tienen influencia benéfica sobre la diabetes y el exceso de colesterol y proporcionan una posible protección contra el cáncer de colon. Debemos procurar que nuestra dieta diaria nos suministre los 35 gramos de fibra que necesitamos al día. Para suplir la falta de fibra, no es aconsejable tomar salvado en píldoras o en polvo, ya que tal medida puede acarrear problemas intestinales. Será suficiente seguir las instrucciones que figuran en este trabajo acerca del consumo de fruta y verdura, así como de cereales integrales, legumbres y frutos secos. Ellos nos facilitan la cantidad necesaria de fibras (celulosa, pectina).

6. Importancia de los cereales integrales, sin refinar

El arroz, el pan y la pasta *integrales* tienen estas ventajas para la salud:

Procuran un mayor aporte de fibras, que estimulan el correcto funcionamiento del intestino y evitan que se estanquen en él las toxinas. Muchos elementos nutritivos (por ejemplo, el germen y el aleurón, muy ricos en factores promotores de vida y de micronutrientes) se pierden al refinar los cereales. Los productos refinados (pan, pastas, arroz, azúcar...) han sido procesados varias veces y han perdido, con ello, buena parte de su valor nutritivo y su efecto saciante.

Contienen valiosas vitaminas (en particular del grupo B y E), así como sales minerales importantes para la buena marcha de nuestro organismo.

Sacian más y facilitan, así, el control de la cantidad de comida ingerida.

Tienen un sabor más acentuado y, por tanto, no necesitan condimentos grasos que realcen su sabor.

A diferencia del azúcar blanco y las harinas blancas, que provocan un aumento muy rápido del nivel de azúcar en la sangre y la creación de grasas de reserva, los productos integrales se queman lentamente, sin pasar a grasas de reserva. De las tres partes que componen un grano de trigo (las cáscaras, el germen, el almidón), el pan blanco (que ha sido refinado) sólo conserva el almidón; pierde el germen y las cáscaras, con todos los ingredientes que encierran.

Con profundo conocimiento del tema, escribe el doctor Bircher-Benner lo siguiente: "*Únicamente los alimentos completos contienen los principios vitales, razón por la cual son preferibles a todos los demás. Las legiones romanas conquistaron el mundo alimentándose con gachas de trigo*"[11].

J.C. Drummond, jefe del comité científico de alimentación de guerra en Gran Bretaña, insiste en la misma idea: "*El grano completo, con su germen, es suficiente, y cuanto más pronto se consiga que la gente consuma el grano completo, con mayor rapidez se alcanzará uno de los resultados más considerables que la humanidad haya conocido jamás en lo concerniente a la salud*"[12].

---

[11] Cf. Kunz-Bircher: *O. cit.*, p. 73.

[12] Cf. Kunz-Bircher: *O. cit.*, p. 82.

El azúcar blanco y las harinas blancas son "calorías vacías"; sólo aportan calorías y un contenido nutritivo nulo o incluso negativo (el azúcar blanco "roba" vitamina B y calcio de los dientes y huesos); es preferible, por ello, el azúcar moreno.

Hemos de procurar que el llamado "pan integral" sea realmente *integral*, no un pan blanco con un añadido de salvado. El pan integral debe estar elaborado con cereales sin refinar.

Una buena forma de tomar cereales, con todas las ventajas que tienen, es en forma de "muesli". La fórmula, para una persona, es la siguiente:

- Tómense unas dos piezas (de tamaño medio, o lo equivalente) de fruta natural de la temporada y píqueselas.
- Se añade media manzana (unos 50 gr), lavada y rallada, 40 gramos de plátano, machacado o rallado, y un poco de miel.
- Se mezcla todo lo anterior con un yogur y una cucharada de cereales (por ejemplo, trigo o avena). Los granos de cereales deben molerse o macerarse. Para macerarlos, hay que dejarlos antes en remojo de 12 a 14 horas. Lo más sencillo es moler –en un molinillo adecuado– una cucharada de granos de cereales. Se los deja luego en remojo (con sólo el agua suficiente para cubrirlos) durante media hora. Si, como cereal, se utilizan copos de avena, no hace falta ni molerlos ni macerarlos. Se echan, tal como están, en la mezcla.

- A todo esto (incluida el agua del remojo) se añaden algunos frutos secos picados (pasas, por ejemplo, o piñones, o nueces, o pipas de girasol...).

Las cantidades pueden oscilar según la necesidad de cada uno. El que tenga sobrepeso debe reducir los frutos secos a una cucharadita. Se puede añadir una taza de una bebida caliente que sea tonificante –por ejemplo, malta, tila, manzanilla, escaramujo– y no irritante –como son el café y el té negro.

El muesli ha de ser tomado inmediatamente después de su preparación, para que conserve todos los nutrientes. Como desayuno, es la base alimenticia ideal para todo el día.

7. *Los fritos, cuantos menos mejor*

Los lípidos (aceites y otros) sirven para condimentar, pero apenas deben usarse para cocer. Es muy importante acostumbrarse a cocinar a la plancha, al grill o bien con el agua de las verduras, sin añadir grasas. Las grasas se transforman con el calor y pueden pasar de ser compuestos beneficiosos para la salud a ser sustancias tóxicas. Las patatas fritas comercializadas no son recomendables. Cien gramos de chips (patatas fritas comerciales) aportan al cuerpo 580 kilocalorías, mientras las patatas fritas preparadas en casa suelen aportar 240 kilocalorías, y las patatas hervidas o asadas, sólo 70. Las grasas hay que tomarlas por vía de condimentación, aliñando las ensaladas con un aceite de oliva de primera presión en frío, con un poco de sal marina integral, algo de limón o vinagre de manzana. Se puede añadir también alguna hierba aromática.

Es un error eliminar las grasas de nuestra dieta por temor a ganar peso. Debemos eliminar las grasas animales y los fritos. Pero no los aceites vegetales de primera presión en frío y tomados en crudo, como condimento –por ejemplo– de ensaladas. Las grasas son indispensables para la asimilación de las vitaminas A, D, E, para la protección de las membranas de las células y para el funcionamiento del cerebro y el sistema nervioso.

8. Es necesario tomar proteínas e hidratos de carbono

Se piensa a menudo que para adelgazar conviene no tomar pan ni pastas, y comer alimentos ricos en proteínas (frutos secos, legumbres, carne, pescado, lácteos, huevos). Es un error. Los hidratos de carbono garantizan la correcta metabolización de las proteínas y alimentan los músculos, el sistema nervioso y el cerebro. El "alimento" principal del cerebro es el glucosio, un derivado directo de los constituyentes de los hidratos de carbono. Lo que procede no es eliminar éstos, sino elegir los que sean *integrales* (pan, pastas, arroces integrales) y combinarlos con los alimentos apropiados.

Conviene comer menos carne y pescado, para no ingerir demasiadas proteínas y evitar las toxinas que encierran. Por semana, deberíamos limitarnos a dos huevos, dos raciones de carne y dos de pescado. En vez de carne, pescado y huevos podemos tomar una combinación de cereales y frutos secos (por ejemplo, nueces), o cereales y legumbres. Los frutos secos, tomados entre horas, contribuyen al aumento de peso. No sucede esto si se los incorpora a la comida como fuente de proteínas, tras haber tomado ensalada o fruta. Si tomamos por la noche algo de pasta y verduras (una ensalada, por ejemplo), o bien un trozo de pan integral y verduras (espinacas, zanahorias, remolacha...), tendremos el mismo alimento proteínico que comiendo pescado o carne o huevos.

En las comidas no conviene mezclar muchas proteínas con muchos hidratos de carbono o muchas grasas.

9. Los dulces deben ser bien elaborados

Podemos tomar algunos dulces, en pequeñas dosis, si no están preparados con azúcares refinados. El mejor azúcar es el natural, que se encuentra en las pasas, dátiles, higos y frutas frescas. El de las frutas frescas es el mejor, porque pasa directamente a la sangre y puede servir de aporte energético por sí solo. Para endulzar un alimento, son buenos el sirope de manzana, de maíz, cebada y trigo; la miel, la melaza de caña de azúcar, el azúcar integral de caña (azúcar moreno).

10. Es muy conveniente saber combinar adecuadamente los alimentos

Para lograr una fácil y completa asimilación de los nutrientes que aportan los distintos alimentos, conviene no mezclar en una misma comida, sobre todo cuando se supera el peso debido, una cantidad apreciable de *hidratos de carbono* (pan, harina, pastas, galletas, azúcar, patatas...), *proteínas* (frutos secos, legumbres, carne, pescado, huevos, lácteos...) y *fruta ácida* (pomelo, naranja, limón, piña, tomate, cereza, fresa, mandarina...),

Las proteínas y los hidratos de carbono combinan bien con las *verduras* (espinacas, bróculi, espárragos, cebolla, alcachofa, setas, pepino, perejil, apio).

11. Es recomendable hacer cinco comidas al día

Conviene no tomar, de ordinario, comidas copiosas. Es preferible dividir la ingesta de alimentos en cinco veces: el desayuno, un zumo o una pieza de fruta a media mañana, la comida, la merienda (una pieza de fruta o un yogur o un zumo de zanahoria o de tomate o unas galletas integrales precedidas de algo de fruta, o algo de queso fresco o 1 quesito bajo en calorías) y la cena. Los zumos frescos previenen el envejecimiento prematuro, rejuveneciendo las células corporales. El zumo de zanahoria es muy recomendable, pues el *beta caroteno* es esencial para la prevención de muchas enfermedades. Actúa como antioxidante y neutraliza las moléculas perjudiciales, conocidas como radicales libres. Para prepararlo, se diluyen las zanahorias en el túrmix y se añade un poco de aceite de girasol.

El desayuno. En algunos países, como España, muchas personas suelen cenar y acostarse tarde y levantarse temprano. Debido a ello, toman un desayuno elemental, más dirigido a espabilarse que a nutrirse. Consta, a menudo, de café o té y unas galletas o un bollo. De ahí la necesidad que sienten de tomar a media mañana un apresurado tentempié: café o té, pastas o bollería industrial. Si la mañana es el tiempo de mayor actividad, el desayuno debería aportar más nutrientes. Para ello, puede seguir el procedimiento siguiente:

Al levantarse, beba un vaso o dos de zumo natural de naranjas mezclado con agua. Pasada media hora al menos, tome dos piezas de fruta, un vaso de leche y un buen trozo de pan integral untado con aceite de oliva, o bien acompañado de un poco de queso fresco.

También puede tomar la leche con cereales. Lo ideal sería preparar los cereales en casa, porque son más saludables que los cereales comercializados. Por eso, la mejor forma de tomar un desayuno nutritivo es preparar un "muesli" –con la fórmula antes indicada– y tomarlo seguidamente. Es el modo más barato y eficaz de facilitar al organismo los nutrientes que necesita. El "muesli" lo puso de moda en Centroeuropa el doctor suizo Kunz-Bircher, que logró en su clínica curas sorprendentes sólo a base de mejorar la alimentación. No es lo mismo comer granos de cereales (trigo, avena...) que los copos industrializados bajo diferentes etiquetas.

El almuerzo. Según hemos indicado, tiene grandes ventajas comenzar la comida con un plato de tres tipos de verduras crudas. Se puede escoger entre espinacas, coliflor, zanahoria, cebolla, tomates, escarola, ensalada verde... Recordemos que las hojas verdes son las mejores. Las vitaminas y las sales de estos alimentos se asimilan mejor si se comen al principio. Por otra parte, dan cierta sensación de saciedad, de forma que es necesario comer menos cantidad de los alimentos que debemos disminuir en nuestra dieta, como carnes, pescados, huevos, grasas de todo tipo...

El segundo plato puede ser de legumbres o de verduras (no muy cocidas, para que no pierdan sus buenas propiedades).

El tercer plato puede ser de carne, o pescado, o huevos.

La fruta es conveniente tomarla a solas, en las comidas de media mañana o media tarde.

La cena. No deben figurar en ella de nuevo los alimentos proteínicos (carnes, pescados, huevos...) que hayamos tomado a medio día, a fin de no exceder la cantidad recomendada. Hemos de suplirlos con otros alimentos, como ya hemos indicado.

12. *Necesidad de beber mucha agua*

Los dietistas recomiendan vivamente beber, al día, al menos litro y medio de agua fuera de las comidas (media hora antes o dos horas –o más– después). Es preferible beberla a sorbos, lentamente, no de golpe. Para facilitar la digestión, ha de beberse lo menos posible durante las comidas. El agua es indispensable para el organismo entero, incluso para los huesos y la piel. Hay que acostumbrarse a beber sin sed, pues, aun no sintiendo sed, nuestras células necesitan hidratarse. Si se toman bastantes ensaladas y verdura –que suponen un litro y medio de agua–, ya tenemos los tres litros de líquido que el cuerpo necesita al día para estar debidamente hidratado. A veces se piensa que, para adelgazar, debemos reducir los líquidos a través del sudor o mediante fármacos diuréticos. Esta medida puede hacer descender la aguja de la báscula, pero eso no significa que hayamos adelgazado, pues el cuerpo tiende a recuperar lo antes posible el líquido perdido para garantizar los procesos metabólicos de las células.

13. Todos los alimentos son "buenos" si los elegimos bien

Debemos tomar con mucha cautela las indicaciones sobre dietas adelgazantes, incluso las que aparecen firmadas por médicos en los medios de comunicación. A veces responden al afán de ofrecer remedios fáciles, "recetas milagrosas", carentes de base científica. Recordemos, por ejemplo, que es totalmente infundada la opinión de que, para adelgazar, se deben suprimir el pan, las pastas y las patatas, y comer más bien carne con verduras. Con ello eliminamos los alimentos de la base de la "pirámide alimentaria", que son los que hemos de tomar en mayor cantidad para lograr una alimentación equilibrada. Tengamos en cuenta que no hay alimentos "buenos" y alimentos "malos". Los alimentos de que se habla en este trabajo son todos "buenos" si se toman de la forma que aquí se indica. Si los mariscos contienen mucho colesterol, han de ser muy parcos en su consumo quienes tengan un índice de colesterol demasiado alto. Es insensato tomarlos como base de la alimentación, ni siquiera en días especiales. Pueden darse el gusto de tomar alguna pieza, degustarla –por así decir–, pero no tomar cantidades ingentes. Es algo semejante al cuidado que ha de tener un diabético con los dulces, los chocolates, los helados....

14. Es muy útil realizar de cuando en cuando una dieta depurativa

Tiene un efecto benéfico para el organismo alimentarse durante un día (de cuando en cuando, por ejemplo, una vez al mes) sólo con frutas, o vegetales, o arroz, o zumos. Se puede tomar la cantidad que uno desee, y se recomienda –para facilitar la digestión– elegir cada vez fruta de la misma clase. Ha de prescindirse de la sal durante ese día y beber, fuera de las comidas, dos litros de agua mineral e infusiones. Esta dieta significa un reposo para el aparato digestivo, elimina líquidos y desintoxica el organismo. La cantidad que haya de tomarse está en función de la necesidad que tenga cada uno de controlar el peso. Conviene, para ello, saber que un kilo y medio de

fruta (unas 9 piezas) aporta de 650 a 700 calorías; 150 gramos de arroz integral aportan 800 calorías; unos cuatro kilos de patatas equivalen a 850 calorías; un litro de zumo de fruta supone 600 calorías.

VI

Diversos cuidados que exige la salud

Es muy importante conservar el peso adecuado a la propia estatura, sexo y edad

No debemos sobrepasar el peso que nos corresponde según estatura, edad y constitución. Es indispensable saber calcular nuestro peso ideal, es decir, el peso justo según nuestras condiciones, no el que viene impuesto por los cánones estéticos de moda. Es distinto el peso ideal (tal como lo vamos a calcular) del perímetro ideal, es decir, las dimensiones de nuestra cadera. Hay personas que, al contemplar el perímetro de su cintura, se consideran "gruesas", a pesar de encontrarse dentro de los límites de peso que les corresponden según su constitución, su edad y su sexo. Hay distintas formas de calcular el peso ideal. Citaremos sólo una, muy sencilla, y la aplicaremos a dos casos concretos, para mayor facilidad.

Si mido 1,73 metros de alto, mi peso ha de ser de 76 kilos, menos el 10% de 76, que es 7,6. Ha de oscilar, por tanto, alrededor de los 68,4 kilos. Si midiera 1,80, mi peso debería ser de 80 Kg. menos 8; o sea, oscilaría en torno a los 72 Kg.

El exceso de peso sobrecarga nuestro corazón, favorece diversas enfermedades (diabetes, mala circulación...), nos impide a veces realizar el debido ejercicio físico... Cuando empecemos a superar nuestro peso ideal, hemos de poner remedio inmediatamente, pues, si nos desentendemos de ello, podemos adquirir un sobrepeso tal que nos dañe la salud de forma notable, y luego debamos hacer esfuerzos extraordinarios para volver al peso debido, con la consiguiente alteración de nuestras costumbres diarias y cuanto ello implica.

Para disminuir el peso, hay que rebajar el número de calorías que se ingieren, y suplirlas con otros alimentos que proporcionan menos calorías. Por ejemplo:

- En vez de tomar un plato de pasta con mantequilla, podemos acompañarlo con salsa de tomate.
- Los filetes de carne o de pescado *fritos* podemos sustituirlos por otros preparados a la parrilla.
- Tales filetes pueden ir acompañados de patatas fritas, pero haríamos bien en sustituir éstas por verduras.

Las patatas conviene siempre comerlas cocidas o asadas. Eso no quiere decir que no podamos, un día u otro, darnos el gusto de comer unas patatas fritas, pero incluso entonces debemos tomar poca cantidad. Si las comemos despacio, tendremos la misma sensación de habernos "saciado" de patatas fritas. Esta sensación obedece a que el cerebro nos comunica esa sensación de hartura si le damos tiempo a hacerlo. Al "engullir" las patatas, no damos tiempo al cerebro a hacernos sentir la sensación de saciedad. Con ello, para sentirnos satisfechos, tenemos que comer mucha cantidad, lo cual puede resultarnos perjudicial. Si nos atenemos a la "pirámide alimentaria", tomaremos menos calorías y mantendremos fácilmente nuestro peso ideal.

No hay fórmulas mágicas para adelgazar. Lo importante es no ingerir más calorías de las que necesite nuestro organismo, según la constitución, la edad, el tipo de trabajo que realicemos. Según la Organización Mundial de la Salud (O.M.S), las cifras aproximadas de necesidades calóricas son las siguientes:

Niños pequeños	65 cal. por Kg.
Escolares y adolescentes	50 cal. por Kg.
Adultos con trabajo ligero	30 cal. por Kg.
Adultos con trabajo moderado	35 cal. por Kg.
Adultos con trabajo pesado	40 cal. por Kg.
Adultos con reposo en cama	20 cal. por Kg.

Si se trata, por ejemplo, de un varón de complexión media, moderadamente activo y de 80 kilos, necesitará al día aproximadamente 2.800 calorías.

Lo dicho en este trabajo sirve para mantener el peso debido, mediante una forma de alimentación y un régimen de vida equilibrados, ajustados a las exigencias de nuestro organismo.

Debemos respetar los biorritmos

El hombre es un "ser en relación", y sólo puede desarrollarse normalmente si ajusta su actividad a las realidades a las que está vinculado por naturaleza. Una de esas realidades es la tierra y su modo de rotar alrededor del sol. Esta forma de movimiento influye en los ritmos de la vida humana, los "biorritmos". Estudios especializados nos enseñan que no es indiferente alternar los momentos de sueño y de vigilia a nuestro arbitrio, con independencia del ritmo de la noche y el día. Está demostrado que el descanso realizado durante las horas de la noche es más reparador que en las horas del día. Reposa uno menos durmiendo, por ejemplo, desde la una de la madrugada hasta las nueve que desde las once de la noche hasta las siete de la mañana. Es el mismo número de horas, pero las primeras responden mejor a nuestros biorritmos. Por eso, tener la costumbre de trasnochar no es recomendable. Tomar la noche como tiempo de esparcimiento, para dormir luego durante el día, es una práctica sumamente dañina para la salud.

Es indispensable hacer ejercicio

El ejercicio físico es necesario para los músculos, los huesos, las articulaciones, la respiración, la circulación...; disminuye la grasa, el colesterol, la tensión; aumenta las defensas, mejora la calidad del sueño. Lo ideal sería realizar ejercicio físico –por ejemplo, pasear– durante una hora diaria. Si prevemos que esto no lo vamos a lograr, debemos realizar, al menos, cada dos días un *paseo activo* (a buen paso y de forma ininterrumpida, siempre de acuerdo al ritmo propio de cada uno) durante tres cuartos de hora. Con ello tenemos asegurada la irrigación del músculo cardiaco para 48 horas.

Algún ejercicio de gimnasia es muy conveniente. Puede uno seleccionar los ejercicios que sean más necesarios para los aspectos de su salud que más le preocupen: la espalda, las vértebras cervicales, las rodillas... El dolor de cuello procede a menudo de la postura que exige el ordenador. Conviene acostumbrarse a apoyar algo las manos, al escribir, pues resulta dañino para los hombros y el cuello tener los brazos suspendidos en el aire.

Deben practicarse periódicamente chequeos médicos

Los adultos, sobre todo a partir de los 50 años, deben realizar análisis de sangre y orina una vez al año. Todos conocemos casos de personas que salvaron la vida por detectar a tiempo anomalías orgánicas, que les pasaban inadvertidas por no repercutir de momento en su estado general. A partir de los 65 años, los varones harán bien en hacer revisar la próstata por un urólogo. Las mujeres, a partir de los 40, deben hacer revisiones ginecológicas, en concreto mamografías, para prevenir un posible cáncer o detectarlo precozmente, lo que puede resultar decisivo en ciertos casos.

El estreñimiento debe ser superado de modo natural

El empeño por superar esta deficiencia orgánica –dañina para la salud– lleva a muchas personas a tomar laxantes. La mayoría de éstos ejercen su función mediante el recurso de irritar la mucosa del intestino, que reacciona derramando líquido en el interior de la luz intestinal para reblandecer las heces. El uso incontrolado de los laxantes puede ocasionar el efecto contrario al buscado, dando

lugar al "intestino perezoso". Lo adecuado para combatir el estreñimiento eficazmente y sin efectos nocivos es tomar las siguientes medidas:

a) Consumir una dieta rica en fibra vegetal, con abundancia de frutas, verduras (cocidas o crudas) y cereales integrales (arroz, pan, pasta...). Es muy eficaz el consumo de 2 piezas de kiwi en ayunas.

b) Realizar algún ejercicio diariamente. "Quien mueve las piernas mueve el intestino".

c) Hacer intención de mover el vientre a una hora determinada, aunque no se sienta necesidad en ese momento. Al cuerpo se le puede habituar a cierto ritmo.

Si estas medidas no son suficientes, se recomienda:

a) Añadir a la dieta una o dos cucharaditas al día de salvado de trigo. Se lo puede echar en las ensaladas, mezclado con un poco de leche.

b) Poner de 3 a 5 ciruelas secas en agua y dejarlas a remojo durante toda la noche. Por la mañana se toman, en ayunas, el agua y las ciruelas.

c) Si lo anterior no es suficiente, se añade a las ciruelas una cucharada sopera de semillas de lino, puestas a remojo durante la noche, y se toman dos comprimidos de magnesio. Esta dosis se puede repetir de dos a tres veces al día.

Si todo lo anterior es ineficaz, se puede recurrir al supositorio de glicerina.

En caso de que persista el estreñimiento, se utilizan las lavativas de agua de manzanilla, compuestas de un litro de agua, manzanilla (hervida y filtrada) y una cucharadita de sal. Es necesario aguantar el agua durante un ratito.

Si todo lo anterior se realiza en vano, cabe tomar una tisana laxante. Hay que hacer lo posible para no tener que tomar laxantes fuertes de manera continua porque suelen provocar hábito en el intestino y causar dificultades.

En caso de colitis, se recomienda tomar caldos de arroz y zanahoria, beber agua de limón, sin apenas azúcar, y, aparte, comer arroz blanco y manzana rayada.

Es necesario controlar el colesterol

Sabemos que hay dos tipos de colesterol: el "bueno" y el "malo". El "bueno" (denominado HDL) disminuye el "malo". Debemos tener de 35 a 45 mg/dl. El "malo" se deposita en el interior de las arterias y dificulta su recto funcionamiento. Hemos de procurar reducirlo al límite marcado por la medicina: 220 mg/dl. Para ello debemos tomar muy poca grasa animal y pocos alimentos ricos en colesterol, como son los mariscos. El aceite de oliva es preferible a la mantequilla, y ésta a la margarina. Además, se necesita realizar mucho ejercicio.

Para reducir el ácido úrico se debe tomar poca cantidad de carne, mariscos, espárragos, tomates..., y beber mucha agua, al menos dos litros al día.

El estrés debe ser evitado en todo lo posible

Trabajar es saludable cuando se realiza con el debido ritmo, sin excesivas prisas y apuros. Cuando uno quiere rendir el doble de lo que es capaz o se ve sometido a presiones, el organismo entra en un estado de tensión que puede provocar diversas patologías. Lo que procede es, ante todo, evitar las causas del estrés y practicar ejercicios de relajación. Da resultados magníficos realizar ejercicios de respiración honda y de relajación psíquica.

Existen métodos para relajarse, serenar el ánimo, recobrar las fuerzas, superar el estrés a que nos somete con frecuencia la vida agitada actual. Una forma especialmente idónea para conseguir estos efectos es la siguiente: Te tumbas en una cama o en una colchoneta o sencillamente te sientas en un sillón o en una silla. Cuanto más cómodo estés, mejor; pero lo fundamental es la relajación interior. Cierra los ojos, pon el cerebro en vacío, no pienses en nada, no quieras nada; haz una respiración profunda, concéntrate en lo que estás haciendo y empieza fijando la atención, con toda calma, en los dedos de tu pie derecho, muévelos un poco para sentirlos, y lo mismo respecto al pie entero. Piensa luego en la pantorrilla, como si te metieras dentro de ella, siéntela, y haz lo mismo luego con el muslo. Contrae fuertemente toda la pierna y rápidamente relájala. Así la sentirás profundamente.

A medida que vayas haciendo este ejercicio con las distintas partes del cuerpo, irás notando que éstas empiezan a mostrar cierto peso, un peso agradable que es reflejo del estado de relajación. Por eso tenemos la impresión de que las piernas se unen más fuertemente a la cama o a la colchoneta en la que están apoyadas.

Piensa ahora –lo mismo que hiciste con la pierna izquierda– en los dedos del pie derecho, en el pie, la pantorrilla, el muslo. Contrae fuertemente la pierna entera y relájala. Concentra luego la atención sobre los dedos de la mano izquierda, sobre la mano, el antebrazo, el brazo, el hombro. Contrae el brazo entero y relájalo. Haz lo mismo con el brazo derecho.

Dirige la atención al vientre, las caderas, el pecho, la espalda... Siente cada una de las partes de ésta y cómo se apoyan en la cama o la colchoneta. Pasa la atención al hombro izquierdo, la nuca y las cervicales, el hombro derecho, los omóplatos, la frente, los ojos, los párpados –siente cómo pesan los párpados sobre tus ojos–, las mejillas, la nariz, la boca, la barbilla. (Al relajarse ésta, la boca tiende a abrirse un poco).

Al final, quédate así un ratito, disfrutando de la tranquilidad de tu cuerpo, de la sensación de tener cuerpo, un cuerpo sereno, calmado, libre de tensiones. Si quieres profundizar en la relajación, puedes imaginar que te hallas en algún lugar placentero, en el que te sientes cómodo, solo, contemplando una puesta de sol o una noche estrellada… Luego haz una respiración profunda (llenando de aire primero el "vientre", es decir, la parte baja de los pulmones; seguidamente, los pulmones –abriendo la caja torácica todo lo posible; finalmente, la parte alta de los pulmones, la que linda con los hombros), mueve ligeramente los dedos de pies y manos, estira los brazos hacia atrás fuertemente (esto, dos o tres veces), abre los ojos e incorpórate lentamente.

La incorporación no debes hacerla tirando de la espalda hacia arriba, pues podrías dañarla. Inclínate hacia un lado, dobla las piernas, échalas hacia el suelo; luego, apoyando las manos en la cama o la colchoneta, siéntate en la cama y ponte en pie.

Este ejercicio puede hacerse también con buen resultado en un medio de locomoción, en el despacho de trabajo, en una sala de espera... Basta suprimir el estiramiento de músculos del final. En diez minutos de ejercicio bien hecho podemos conseguir un relajamiento de cuerpo y espíritu semejante al que logramos en una hora de siesta. Los músculos no se hallan tan cómodos como en una cama, pero el sosiego interior de cuerpo y espíritu puede ser equivalente, lo cual nos permite proseguir el viaje o el trabajo con buen ánimo y evitar el estrés.

Conviene realizar ejercicios de gimnasia

Es muy conveniente hacer todos los días una tabla de gimnasia, que tonifique los músculos de brazos y piernas, quite tensiones a la espalda y los hombros, dé flexibilidad al cuello. Estos ejercicios deben aprenderse mediante la ayuda de un profesional. Por escrito es engorroso explicarlos, y el lector apenas tendrá seguridad de haberlos aprendido bien.

Sí puede indicarse aquí una práctica muy saludable para la salud. Consiste en estimular las plantas de los pies, que –como nos enseña hoy la Reflexología– refleja todas las partes del cuerpo por su orden, desde la cabeza a los pies. La forma más fácil de hacer el masaje de todo el cuerpo –externo e interno– es tomar dos pelotitas de goma duras –de venta en las tiendas de deportes– y apoyar fuertemente ambos pies desnudos en ellas, hincando cada parte del pie en cada pelota. En algunos puntos, tal presión suele doler un poco. Eso indica que hay que insistir en esos lugares –pues los órganos reflejados en esas partes del pie necesitan ser estimulados. Para no hacerse daño, se pasa a presionar otros puntos y se vuelve luego a los más sensibles. Cada vez, éstos duelen menos, gracias al masaje.

El masaje puede hacerse en ambos pies a la vez, o bien –todavía mejor– en cada pie aparte. En menos de diez minutos se puede realizar este ejercicio. Al final, notaremos que ambos pies se unen al suelo de forma más firme, más sólida, y, si nos inclinamos relajadamente con los brazos extendidos hacia los pies, advertiremos que llegamos más abajo que antes del ejercicio. Ello indica que, al dar masaje a los pies, se lo damos a todas y cada una de las partes del cuerpo.

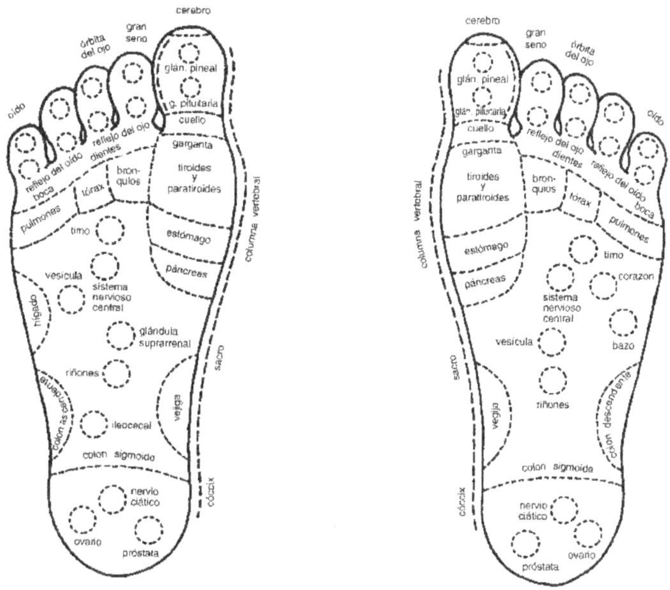

VII

Prácticas nocivas para la salud

No se debe amargar la vida a quienes han adquirido ciertos hábitos inconvenientes, pero conviene que sepan a ciencia cierta las consecuencias de los mismos.

1. El tabaco. Fumar es mucho más perjudicial de lo que suele creerse. De ordinario, pensamos en la posibilidad de desarrollar un cáncer. De hecho, las cifras de enfermedades de cáncer que son atribuidas al uso del tabaco son alarmante. Pero apenas se tiene en cuenta que el tabaco "quema" literalmente una serie de vitaminas, necesarias para la salud.

No es sensato consolarse diciendo que "de algo hay que morir". Esto es obvio. De lo que se trata es de no impedir, con nuestra conducta, tener una buena calidad de vida en los años de la madurez y la senectud. Un varón muy fuerte y de gran actividad social sintió, hacia los 65 años, cierta fatiga al andar y al hablar. El médico le dijo que no era extraño, pues sus pulmones parecían una chimenea llena de hollín. El paciente repuso que llevaba 20 años sin fumar. El médico le contestó: "No importa.

¡El daño estaba ya hecho...!" Esto explica que muchos fumadores, al llegar a cierta edad, se fatiguen al andar y al hablar y tengan que toser a cada frase que pronuncian.

2. El abuso del alcohol. Es fácil abusar de la ingesta de alcohol: bebiendo varios vasos de vino o cerveza en la comida, acompañando el café con una buena copa de coñac, tomando una copa ahora y otra después con los amigos... No pocas personas se vuelven adictas al alcohol sin haberse embriagado nunca. El alcohol se convierte en azúcar, contribuye a aumentar nuestro peso, somete a diversos órganos a un trabajo excesivo, perjudica notablemente sobre todo a los diabéticos o propensos a la diabetes. Debemos tomar con suma parquedad el alcohol de alta graduación, los vinos dulces, los licores, las mezclas de alcoholes.

3. La sal ha de tomarse con precaución. Nuestro cuerpo, en el clima español, necesita aproximadamente de 3 a 4 gramos de sal al día. Más de 10 gramos perjudicarían nuestro organismo, en especial los riñones, y provocarían la subida de la tensión arterial.

Alternativas a la sal son las siguientes: El uso de hierbas aromáticas (también el ajo); la preparación cuidadosa de los alimentos, con vistas a evitar la pérdida de sus valores nutritivos, por ejemplo, a causa de una cocción excesiva; la aplicación de pequeñas cantidades de azúcar o limón, pimienta o vinagre de vino, con el fin de realzar el sabor propio de cada alimento.

***4. El café y el té negro son agentes nocivos* para el organismo**, ya que estimulan la tensión arterial e irritan el estómago... Hemos de tomarlos lo menos posible; a lo sumo, una vez al día.

Síntesis Final

Conviene no obsesionarse con el cuidado de la salud y tener cierta flexibilidad en nuestra conducta, pero siempre dentro de un orden. Una vez que se adquiere el hábito de alimentarse correctamente y hacer el debido ejercicio, resulta fácil cuidarse lo necesario. Vale la pena adquirir dicho hábito. De cuando en cuando, puede uno salirse un poco del orden establecido y concederse un gusto: tomar un helado, unos bombones, unos buenos mariscos. En el almuerzo sienta bien un vasito de vino que no esté adulterado.

Es conveniente tener ante la vista una lista de recomendaciones básicas, que toda persona, familia o comunidad religiosa pueden seguir con relativa facilidad. Resaltemos las siguientes:

- Comer de forma variada, no copiosa, sino repartida en cinco veces.

- Moderar al máximo el uso de grasas y alimentos ricos en grasas.

- Comer en abundancia verduras, patatas y frutas frescas.

- Tomar un desayuno alimenticio –a ser posible a base de "muesli"–, no reducido a un café con un bollo o unas galletas.

- Comenzar la comida de medio día con un plato de verduras crudas, aliñadas con algo de aceite y limón.

- Procurar que el pan, las pastas y el arroz sean integrales, y aumentar su consumo. El azúcar ha de ser también integral (es decir, moreno). Debemos tomarlo en pequeñas dosis, lo mismo que la miel.

- Tomar pocas proteínas de origen animal (carne, pescado, embutidos, quesos curados, mantequilla) y suplirlas con proteínas de origen vegetal.

- Reducir al máximo la ingesta de dulces, chocolate, helados...

- Tomar poca sal y alimentos salados. La sal común puede sustituirse por la "sal de régimen", preparada a base de hierbas.

- Beber al día, como mínimo, de litro y medio a dos litros de agua o infusiones.

- Suprimir, en lo posible, todos los excitantes. El tabaco haríamos bien en olvidarlo. El café y el té negro hemos de suplirlos por malta –o algo semejante. Al menos, debemos reducir su consumo al desayuno. El alcohol ha de ser tomado en muy pequeñas dosis. Es suficiente un vaso de vino tinto en la comida principal.

- Elegir los alimentos con cuidado; preferir siempre los frescos y naturales a los elaborados y envasados.

- Realizar, periódicamente, chequeos de sangre, orina, próstata, mama, según nuestras circunstancias de edad, salud, sexo, etc., de acuerdo con nuestro médico de cabecera.

- Hacer el máximo ejercicio posible; al menos, realizar un paseo activo de tres cuartos de hora cada dos días.

- Conviene evitar el estrés todo lo posible y realizar algunos ejercicios de relajación de cuando en cuando.

Bibliografía

Bianca Erede, C.: *Masaje zonal en los pies*, Teorema, Barcelona 1982

Buchinger, O.: *Das Heilfasten*, Edit. Hippokrates, Stuttgart, 1982

Corvo, J., y Verner-Bonds, L., *Reflexología y Cromoterapia. Una forma de curación para mejorar su vida*, Edaf, Madrid, 1999

Cruz Cruz, J.: *Alimentación y cultura*, Eunsa, Pamplona. *Razón dietética. Gusto, hábito y cultura en la conducta alimentaria*, Eunsa, Pamplona

Frankl, Víctor: *El hombre en busca de sentido*, Herder, Barcelona 1979

Grande Covián, F. y Varela Mosquera, G.: *Aspectos de la nutrición del hombre*, Fundación BBV, Bilbao 1993

Lawson, Aletea: *Cómo vencer el stress*, Editorial Edaf, Madrid 1978

López Alegret, P.: *El libro de la nutrición*, Alianza Editorial, Madrid 1990

López Quintás, A.: *Descubrir la grandeza de la vida*, Verbo Divino, Estella (Navarra) 2003. *El secreto de una vida lograda*, Palabra, Madrid, 2004

Lluis Berdonces, Josep: *El método naturista para adelgazar*, RBA, Barcelona 1998

Muñoz M.: *Nutrición aplicada y dietoterapia*, Eunsa, Pamplona

Schlemmer, A. *El método natural en medicina,* Alambra, Madrid 1985

Varios: *Ejercicio físico en la prevención y el tratamiento de la obesidad*, Instituto Navarro de Deporte y Juventud del Gobierno de Navarra, Pamplona

Varios: *Estreñimiento, hemorroides y colitis*, EDAF S.A. Madrid 1975

ACERCA DEL AUTOR

Catedrático universitario y miembro de diversas Academias, entre ellas la Real Academia Española de Ciencias Morales y Políticas, **Alfonso López Quintás** es cofundador del «*Seminario Xabier Zubiri*» (Madrid), fundador del proyecto educativo Escuela de Pensamiento y Creatividad y doctor honoris causa de la Universidad Francisco de Vitoria (Madrid). Para difundir su pensamiento se crearon la «*Cátedra López Quintás de creatividad y valores*» en la universidad Anáhuac Norte (México D.F.) y la «*Fundación López Quintás para el fomento de la creatividad y los valores*» (Madrid).

Made in the USA
Monee, IL
11 September 2026

62770636R00049